SECOND MEMOIRE
POUR LES
CHIRURGIENS.

AVERTISSEMENT.

L*E public connoit assez le Libelle, que les Médecins ont publié contre les Chirurgiens, sous le titre de* Question de Médecine, dans laquelle on examine, si c'est aux Médecins qu'il appartient de traiter les Maladies Vénériennes, & si la sûreté publique exige que ce soit les Médecins qu'on charge de la cure de ces maladies. *On trouvera dans ce Mémoire la réponse à cette Question. Si les Chirurgiens ont combattu jusqu'ici pour leur honneur contre les Médecins de la Faculté, ils osent dire que dans cette derniere occasion, ils combattent encore plus pour l'utilité publique que pour eux-mêmes. Car il est clair, que si les Médecins sont incapables de traiter les maladies vénériennes, rien n'importe plus au Public, que de leur refuser une confiance, qu'ils tâchent de surprendre. Ce sera au Lecteur équitable à décider du poids des raisons que les Chirurgiens ont employées. Quant à la maniere, dont ils repoussent les traits lancés contre eux par les Médecins, ils se flattent qu'on leur tiendra compte de la modération qu'ils ont gardée. Les Médecins n'ont pas seulement attaqué le droit & la capacité des Chirurgiens, mais de plus leur honneur & leur probité; encore n'est-ce pas par de ces traits, qui supposent quelque ménagement pour ceux qu'on attaque; c'est à front découvert & dans les termes les moins mesurés. Les Médecins même, peu contens de leurs efforts pour flétrir les Chirurgiens parmi leurs Compatriotes, ont tâché de répandre leur honte & leur ignominie jusque chez les Nations étrangeres. On peut s'en convaincre par la lecture de la Lettre qu'ils ont envoyée à toutes les Facultés de l'Europe avec leur* Question de Médecine. *

C'est ainsi que les Médecins de Paris non seulement ont voulu faire entrer tous les Médecins du Royaume dans leur querelle, mais encore ont sonné scandaleusement le tocsin, pour engager tous les Docteurs étrangers à former une CONSPIRATION *génerale contre les Chirurgiens. Le blâme d'une pareille entreprise ne doit tomber sans doute que sur ceux qui en sont les auteurs: aussi les Chirurgiens n'adressent-ils leur réponse qu'aux seuls Docteurs de la Faculté de Paris. Cependant l'équité exige des Chirurgiens, qu'ils exceptent de ce nombre ces fameux Médecins, que la confiance du Public distingue si avantageusement du reste de leurs Confreres. Les Chirurgiens ont eu la satisfaction de les voir hautement condamner les excès de la Faculté; & ils n'ont d'autre suffrage à regretter que celui de Mr. Hecquet, qui semble avoir honoré de son approbation le Libelle auquel on répond.*

On ne peut être trop surpris de voir un nom si célebre à côté de ces noms inconnus, dont l'obscurité répond si bien au caractere de l'ouvrage qu'ils ont souscrit. Le fameux délateur du brigandage de la Médecine, *n'a pas*

* Voyez la Lettre circulaire de la Faculté à la suite de cet avertissement.

oublié les vives couleurs dont il a peint ses confreres. Comment donc vient-il plaider pour le sçavoir & la probité de ces mêmes hommes, dont il a démasqué l'ignorance & les impostures ? *Comment surtout se prête-t'il en leur faveur aux accusations de même genre, intentées contre les Chirurgiens ? Il faut sans doute que le cœur de ce Médecin n'ait jamais été complice des excès, qu'il semble néanmoins avoir approuvés par sa signature ; sa conduite, pour ne rien dire de plus, seroit trop inconséquente. Les Chirurgiens aiment mieux se prêter à toutes les couleurs qui peuvent excuser son procedé. Ils sçavent que dans un âge accablé d'infirmités, il est des momens où la prudence sommeille, & dont l'intrigue & l'importunité sçavent habilement profiter, pour arracher à la foiblesse & à l'indulgence ce que la raison feroit refuser en tout autre état.*

DECANO ET PROFESSORIBUS

FACULTATIS MEDICINÆ IN UNIVERSITATE,

NECNON

DECANO ET DOCTORIBUS

MEDICIS COLLEGII.

Εὖ πράττειν

VIRI CLARISSIMI, cùm error immanis in vulgus à longo tempore irrepserit, curam scilicet luis venereæ ad Medicos haud omnino pertinere ; inter Collegas nostros unus, è re communi esse duxit hanc præocupatam opinionem, nimisque vulgatam evertere. Hujus erroris profligandi gratiâ, quæstionem idiomate vulgari conscripsit, typisque, NOBIS CONSENTIENTIBUS, mandavit. Hoc quidem opusculum A TOTO ORDINE NOSTRO PROBATUM, quoniam utilitatem & Medicinæ decus spectat, vobis, æquis rerum æstimatoribus, communicandum esse *decrevit* saluberrima Facultas. Huic *decreto* lubens accedo : efficiamus igitur concordes, ut artis splendor magis augeatur, magisque elucescat. Spero vos non modò bono animo hoc munusculum accepturos, sed etiam hujus receptionem mihi gratè significaturos, qui vobis, Viri clarissimi, omnimodè sum devinctissimus atque addictissimus. Datum Lutetiæ, die decimo mensis Augusti anni 1735. RENEAUME, Facultatis Medicinæ Parisiensis Decanus.

De mandato Domini Decani,
ANDEL, *major Facultatis Apparitor.*

AUX DOYEN ET REGENS

DE LA FACULTE' DE MEDECINE

DANS L'UNIVERSITE', &c.

ET

AUX DOYEN

ET DOCTEURS MEDECINS

DU COLLEGE, &c.

SALUT.

MESSIEURS, *une erreur énorme s'étant depuis long-tems glissée dans le Public, sçavoir, que la cure des Maux Vénériens n'apartient nullement aux Médecins, un de nos Collegues a cru qu'il étoit de l'interêt de la cause commune, de renverser un préjugé qui n'est que trop repandu. Pour détruire l'erreur, il a composé en langue vulgaire une* Question, *&* DE NOTRE CONSENTEMENT *il l'a fait imprimer. La très-Salubre Faculté a* décidé *par un Decret, qu'il falloit communiquer à des hommes aussi éclairés que vous l'êtes, un petit Ouvrage* APPROUVE' DE TOUT NOTRE CORPS. *Je souscris volontiers à ce* DECRET, *qui concerne également l'interêt & l'honneur de notre Profession. Unissons donc nos efforts, pour accroître de plus en plus l'eclat & la splendeur de notre art. J'espere que non seulement vous recevrez ce petit present avec plaisir, mais encore que vous voudrez bien en accuser la réception, & en remercier votre très-humble serviteur,*

A Paris, le 10. *Août* 1735. RENEAUME, *Doyen de la Faculté de Médecine de Paris.*

Par ordre de M. le Doyen,
ANDEL, *Bedau de la Faculté.*

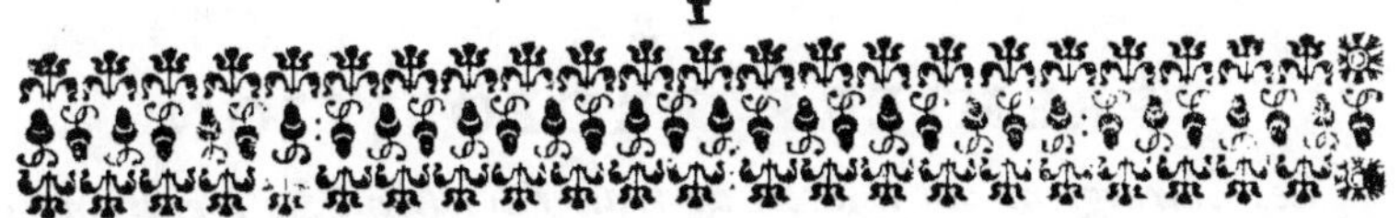

SECOND MEMOIRE POUR LES CHIRURGIENS,

Où l'on résout le Problême proposé par la Faculté de Médecine ; Sçavoir : *Si c'est aux Médecins qu'il appartient de traiter les Maladies Vénériennes, & si la sûreté publique exige que ce soient les Médecins qu'on charge de la Cure de ces Maladies.*

IL a plû aux Médecins de proposer ce Problême, & de le décider en leur faveur. On prend aujourd'hui la liberté de rapeller la même question à un nouvel Examen, & d'en donner une résolution toute différente.

Les raisons sur lesquelles les Médecins ont fondé leur décision, se réduisent à ces trois points : A l'assertion de leur droit sur le traitement des Maladies en question, premier point : A celle de leur capacité & de l'impéritie des Chirurgiens, second point : Enfin, à l'avantage qui résulteroit pour le Public des sentimens d'honneur, de probité & de désinteressement, qui sont, selon eux, leur partage exclusif, & qu'ils opposent à l'avidité & à l'*improbité* des Chirurgiens.

A ces allégations on va opposer la démonstration de trois Propositions contraires. On démontrera en premier lieu, que les Chirurgiens ont seuls le droit de traiter les Maux Vénériens ; en second lieu, qu'ils sont seuls capables de les traiter ; en troisiéme lieu, que les rares qualités morales, dont les Médecins se vantent, n'ont jamais pû les mettre en droit d'attaquer l'hònneur, & la probité des Chirurgiens.

PREMIERE PROPOSITION.

Les Chirurgiens ont le droit de traiter les Maladie Vénériennes; & ſuivant toutes les loix, ce droit leur eſt acquis excluſivement à la Faculté.

L'utilité publique eſt, ce ſemble, le ſeul objet qu'on devroit conſulter dans la diſcuſſion de cet article ; mais les Médecins ſemblent vouloir en aſſujettir la déciſion aux loix qui réglent les droits des particuliers.

Si l'on regarde cette diſcuſſion comme ſoumiſe à l'autorité de ces loix, les Chirurgiens oſent dire que tout ce qui peut appuyer un droit légitime, ſemble concourir pour fonder celui qui leur eſt acquis ſur le traitement des Maladies Vénériennes; & qu'au contraire, les Médecins ne ſçauroient alléguer le moindre titre pour juſtifier leurs prétentions.

Que l'on conſidére d'abord les bornes des deux Profeſſions ; pour peu qu'on faſſe attention aux ſymptômes des Maladies Vénériennes, il ſera difficile de ne pas prononcer que ces maladies ſont uniquement du reſſort des Chirurgiens. Les maladies extérieures ſont leur partage, comme les maladies intérieures ſont celui des Médecins : or, preſque tous les ſymptômes du mal Vénérien ſont extérieurs ; ils ſont donc du reſſort de la Chirurgie. Ils exigeront toujours l'application des topiques & l'opération manuelle, & par cette raiſon, la cure en ſera toûjours néceſſairement dévoluë aux Chirurgiens.

Ce raiſonnement ne ſera pas ſans doute du goût de la Faculté, qui, en vertu du vénérable Bonnet doctoral, s'arroge une puiſſance univerſelle ſur toutes les maladies, & quî conſéquemment a ces idées, loin d'accorder aux Chirurgiens un plein droit ſur les maladies extérieures, leur accorde à peine la ſimple opération de la main, ſous les ordres & la direction des Médecins. Ne nous arrêtons cependant point à combattre des prétentions ſi frivoles, ſuffiſamment réfutées par leur abſurdité, quand elles ne le ſeroient pas par l'uſage & par les réglemens ; & venons-en à des preuves ſi claires & ſi immédiates, que les Médecins rougiſſent d'y oppoſer des idées auſſi vaines.

On ne ſçauroit imaginer un droit plus inébranlable, qu'un droit fondé ſur la poſſeſſion & ſur l'autorité des titres. Or, tel eſt celui qui eſt acquis aux Chirurgiens ſur les Maladies Vénériennes. En premier lieu, ils ont pour eux la poſſeſſion. Ce fait n'eſt point conteſté par les Médecins, puiſqu'ils en font l'objet de leur plainte. Mais quelle eſt cette poſſeſſion ? Elle porte avec elle tous les caractéres, qui peuvent mettre hors d'atteinte le droit qu'elle donne ; poſſeſſion de deux ſiécles; poſſeſſion qui a commencé avec les maladies ſur leſquelles on conteſte ; poſſeſſion conſtante & non interrompuë ; poſſeſſion publique, non-ſeulement commencée & continuée ſous la protection des loix, mais même formellement autoriſée par la Police publique : car on ſçait que c'eſt aux ſeuls Chirurgiens que les Hôpitaux deſtinés pour le traitement de ces maux ont été de tous tems confiés, ſoit dans le ſein des Villes, ſoit dans les Armées.

Il n'eſt point de droit parmi les particuliers qu'une pareille poſſeſſion ne mît à l'abri de toute atteinte. Car enfin, objecteroit-on des titres contraires ? mais la force de ces prétendus titres ne ſeroit-elle pas anéantie par la preſcription qu'emporte une pareille poſſeſſion ? Seroit-ce donc le vice même de la poſſeſſion qu'on oppoſeroit ? (qu'on ſe ſouvienne que nous traîtons ici la queſtion, indépendemment de l'utilité publique.) On demande, ſans ſortir de ce point de vûë, quel ſeroit donc ce vice qu'on pourroit oppoſer ? Ce n'eſt point une poſſeſſion violente : elle a uniquement ſa ſource dans la confiance publique. Seroit-ce donc la ſurpriſe ou la ſéduction qu'on allégueroit ? Mais outre que l'allégation d'une ſéduction univerſelle eſt auſſi ridicule qu'injurieuſe pour le Public, comment les Médecins oſeroient-ils la propoſer ? Si les Chirurgiens ſont tels que ces Docteurs les ont dépeints, comment ſe pourroit-il que ces *hommes groſſiers & ſans culture*, comment ſe pourroit-il ſur-tout que ces *harpies inſatiables* euſſent ſéduit ſi univerſellement & pendant ſi long-tems le Public ? On n'impoſe point par une apparence de déſintéreſſement, ou du moins on n'impoſe pas long-tems, lorſqu'on ruine en effet. La faſcination de l'eſprit, par l'art des diſcours ſéduiſans, peut encore moins être le crime d'hommes ſans culture & ſans éducation.

Mais si les Chirugiens sont incapables d'avoir séduit par ces voïes la confiance publique, qu'on nous dise donc par quels moïens ils ont pu la surprendre : les Médecins sentent-ils icy toute leur imprudence ? Si les Chirurgiens, ces hommes grossiers, ces sangsuës impitoïables, ont réussi à fixer la confiance publique au préjudice des Médecins, ces modéles *d'honneur*, *de probité* & de *desinteressement*, ces hommes si *profonds en tout genre de litterature*, il faut donc que l'éloquence des succès ait parlé bien favorablement pour les Chirurgiens.

Après tout, qu'ont-ils besoin de s'arrêter à justifier leur possession ? le Public, maître de sa confiance, les en honnore. De quel droit les Médecins osent-ils lui en demander compte ? ne peut-il en disposer comme il lui plaît ? sa détermination est en faveur des Chirurgiens ; c'est assez pour eux. Que les Médecins déclament tant qu'ils voudront contre leurs invasions, & contre *l'imbecillité* Publique : le bouclier, qu'il suffira toujours de leur opposer, sera la confiance de ce même Public : quelle fasse à jamais leur désespoir, comme elle fait le bien le plus précieux, & la récompense la plus glorieuse des Chirurgiens. Oui, nous osons le dire, la possession dont jouissent les Chirurgiens, leur a été accordée à titre de récompense, & pour le prouver, nous n'alléguerons que des faits certains & incontestables.

La Maladie Vénérienne commença à paroître & à se répandre dans l'Europe vers l'année 1494. Si ce nouveau Phénomene fut étonnant pour la Médecine, il fut terrible pour les peuples, qui eurent le malheur d'en sentir la contagion. Il seroit difficile de lire sans frémir les affreux ravages que causa d'abord ce fléau inconnu. On imagine aisément que rien ne fut négligé, pour réussir à le dompter ; mais toutes les ressources de l'Art furent inutilement épuisées, jusqu'au tems de Carpy & de Vigo, tous deux Chirurgiens, qui furent assez heureux pour découvrir dans les frictions mercurielles le véritable spécifique contre cette formidable maladie. Il résulte de ce premier fait, que c'est à des Chirurgiens qu'on doit d'abord cette importante découverte. Vigo, qui suivit de près Carpy, la publia dans son grand Traité de la Chirurgie ; & si ce premier pas ne fait pas en particulier la gloire des Chirurgiens

François, du moins fait-il celle des Chirurgiens en général.

Les découvertes de ces premiers Maîtres exciterent les recherches des Italiens & des Allemands, & les premiers plus intéressés que les autres, par les grands ravages que faisoient chez eux les Maux Vénériens, s'appliquérent avec succès à fixer l'administration du Spécifique, déja trouvé par les fameux Chirurgiens dont on vient de parler.

Un traitement tel que celui des Maux Vénériens ne pouvoit être suffisament transmis par la voye de la tradition ; * aussi la lumiere de ces connoissances n'avoit-elle pénétré qu'imparfaitement jusqu'à nous : cependant la contagion de cette cruelle maladie n'affligeoit pas moins la France que les autres Païs de l'Europe. Dans cette conjoncture Thierry de Hery, Chirurgien de Paris, enflammé du noble desir de soulager sa patrie, conçut le dessein de passer en Italie, pour y apprendre la méthode du traitement par les frictions mercurielles. Fidéle à son projet, il l'exécuta, & se rendit à Rome : là, ne dédaignant pas de quitter la qualité de Maître pour prendre celle de Disciple, il se fixa dans l'Hôpital destiné pour la cure de ces maladies ; & après y avoir vû traiter, & avoir traité par lui-même une quantité prodigieuse de maladies de cette espece, il repassa en France, vint soulager sa patrie, & l'enrichit des connoissances qu'il avoit acquises chez l'Etranger.

Thierry de Hery n'avoit point observé en homme médiocre, mais en grand homme ; il alla beaucoup plus loin que ses maîtres, & ses observations valurent à l'Art un degré de perfection, auquel on n'avoit encore pu atteindre, & que depuis on a peu surpassé. Pour répandre autant qu'il lui étoit possible l'utilité de ses découvertes, il publia en 1552. sous le titre de *Méthode curatoire de la grosse Vérole*, le premier, & sans contredit le meilleur Ouvrage qui ait paru en France sur les Maladies Vénériennes.

Chalmete, autre Chirurgien fameux, suivit de près les traces de Hery. Il écrivit en faveur des frictions mercurielles avec toute l'autorité que peut donner une longue & heureuse pratique. Son Ouvrage fut imprimé pour la premiere fois à Paris en 1564 : mais ce n'étoit point assés pour étouffer les

* C'est ce qui sera démontré dans la seconde Partie.

clameurs des adverſaires de la Méthode (on verra bientôt quels furent ces adverſaires,) il fallut pour la faire triompher, qu'Ambroiſe Paré vint l'étayer , non-ſeulement par l'éclat de ſes ſuccès & la célébrité de ſon nom, mais encore par la ſolidité de ſes Ecrits. On peut voir l'Ouvrage d'Ambroiſe Paré, imprimé en 1572.

Comme les Ecrits de ces premiers Maîtres contenoient non-ſeulement l'eſſentiel de la Méthode, mais encore un détail très circonſtancié des ménagemens & des circonſpections qu'elle exige, * les Chirurgiens, qui ſuivirent ces premiers, eurent peu de choſes à ajouter à l'Art, & par conſéquent peu de choſe à inſérer dans leurs Ecrits : c'eſt pourquoi nous ne parlerons point de quelques Ouvrages moins fameux, dont on eſt redevable aux Chirurgiens, qui ſuivirent Hery, Chalmete, & Paré, non plus que de quelques autres *perfectionnemens* qu'on doit aux Chirurgiens modernes, mais qui ne ſont encore expoſés dans aucun Ecrit, & qu'on ne peut trouver ailleurs que dans leur pratique.

On ſent déja par les faits qu'on vient d'avancer, quel eſt le droit des Chirurgiens ſur le traitement des Maux Vénériens. Mais ce n'eſt pas tout : les Chirurgiens peuvent vanter un dernier titre, qui, au défaut de tous les autres, ſuffiroit pour leur acquerir un droit inconteſtable.

Les hommes célébres ; dont on a parlé, ne bornerent point leurs ſervices aux Ecrits que nous tenons d'eux ; ils crurent devoir ſe précautionner contre les ſuites du terme fatal, qui auroit infailliblement éteint avec eux cette préciſion de pratique, qu'il eſt impoſſible de conſigner dans aucun Ecrit. Ils appellerent donc une foule d'Eleves, qu'ils inſtruiſirent bien moins par la voye des préceptes, que par celle de la pratique & de l'obſervation. Ils s'appliquerent ſur-tout à les former en les faiſant travailler ſous leurs yeux, en les guidant eux-mêmes dans le cours de la vraie Méthode ; en leur faiſant ſaiſir dans des exemples ſoumis à leurs ſens, les différences caracteriſtiques, mais inexprimables, d'une infinité de cas, de

* Le ſuffrage de M. Aſtruc, Docteur en Medecine de la Faculté de Montpellier, eſt un garand bien ſûr de ce que nous avançons. Ce ſçavant Auteur a cru devoir adopter la pratique, preſcripte dans les Ouvrages de ces fameux Chirurgiens.

la distinction desquels dépend souvent la vie des Malades. En un mot, voulant laisser des Pilotes qui pussent voguer après eux, mais comme eux & avec la même sûreté, sur la Mer la plus orageuse, ils ne se contenterent pas de leur montrer la route, assis pour ainsi dire sur le rivage ; mais ils les formerent, en voïageant avec eux, en multipliant infiniment leurs voyages, & en leur faisant remarquer par eux-mêmes tous les détroits, tous les bancs, tous les écueils.

L'exemple des Paré & des Hery fut une loi pour leurs Eléves, qui, avec le même zéle & par les mêmes voyes, transmirent à de nouveaux successeurs l'héritage qui leur avoit été confié. C'est ainsi que d'âge en âge les Chirurgiens, formés par les Chirurgiens qui les devançoient, ont fait passer jusqu'à nous la vraie méthode curative des Maladies Vénériennes, enrichie de tout ce qu'ils ont pû y ajouter par leurs propres observations. Si les Médecins contestent cette espece de filiation Chirurgicale, il est facile de la leur mettre sous les yeux.

On sçait assez qu'entre les Chirurgiens de nos jours, ceux qui sont les plus fameux par leur habileté dans la cure des maladies Veneriennes, ont été les Eleves de ceux qui avoient le plus de réputation dans le dernier siécle. La mémoire d'un Castel, d'un Bessiere, d'un Roberdo, d'un Maisonneuve, d'un Juillet, d'un Morel, d'un Bienaise, d'un Bonhomme, d'un Tourbier, est encore réçente. Ceux-ci dûrent leurs connoissances aux Michaux, aux Deluri, aux Matot, aux Perducat, aux Dalencé, aux Lelarge, aux Fourmantin, aux Lejuif, qui pouvoient se vanter d'être les Disciples des Thognet, des Pigray, des Guillemeau, éleves fameux des Ambroises Paré & des Hery. Telle est la filiation que les Chirurgiens peuvent vanter en leur faveur : elle prouve invinciblement qu'on ne sçauroit leur contester le droit d'ajouter à tous les autres titres la formation des Eleves ; service de tous le plus important, & que rien ne pouvoit compenser, puisque l'habileté ne peut se communiquer par des écrits, & ne sçauroit être transmise que par la formation des éleves.

Qu'il nous soit permis maintenant de réunir sous un coup d'œil les conséquences, qui naissent de tous les faits que nous nons d'expoſer. Il en réſulte, 1°. Que ce ſont les Chirurgiens qui ont acquis la méthode. 2°. Que ce ſont eux qui l'ont publiée, par les plus ſolides ouvrages dont elle ait été illuſtrée. 3°. Qu'on leur eſt redevable de l'avoir perfectionnée, & portée au dégré de préciſion où nous la voyons aujourd'hui : Qu'eux ſeuls enfin en ont aſſuré la perpétuité par la formation des éleves. En eſt-ce aſſez de tant de titres, pour avoir mérité d'être affermis dans la poſſeſſion dont ils joüiſſent ? Il nous reſte à examiner le fondement des prétentions des Médecins, & à faire le paralelle de leurs droits avec ceux des Chirurgiens.

Ils ne ſçauroient oppoſer poſſeſſion à poſſeſſion ; ce qui, choſes d'ailleurs égales, ſuffiroit ſeul pour aſſurer la victoire aux Chirurgiens. Voyons ſi les Médecins ſont plus heureux du côté des titres ? Mais quels peuvent être ces titres ? En premier lieu, ce n'eſt point eux qui ont acquis la méthode ? On vient de voir que la France en eſt redevable aux Chirurgiens. L'ont-ils publiée ; ont-ils contribué à la répandre par la formation des éleves ? ils n'oſeroient le ſoutenir ; la publicité des faits contraires les confondroit trop aiſément. Voudroient-ils ſe retrancher ſur les dégrés des perfection qu'ils ont ajoûtés à la méthode ? Mais qui s'imaginera que la perfection d'une méthode pratique puiſſe être dûe à ceux qui n'ont jamais été même initiés dans la pratique de cette méthode.

Les Médecins ſe ſont cependant flattés, non-ſeulement d'éluder la force d'un préjugé ſi légitime, mais encore de s'aſſurer une victoire entiere ſur les Chirurgiens, par l'énumération faſtueuſe d'une infinité d'ouvrages, dont ils s'attribuent la gloire. Mais ont-ils pû eſpérer d'en impoſer ainſi au Public ? Si les Médecins des Facultés étrangeres ont donné quelques bons ouvrages, * de quel droit ceux de Paris

* Si l'on vouloit entrer dans l'éxamen des Ouvrages étrangers, que les Médecins ont cités avec tant d'affectation, il feroit facile de faire voir qu'ils ne ſont pour la plûpart que d'amples Regiſtres de frivoles conjectures, de vûes fauſſes, & de tentatives inutiles. On peut ajoûter que ſi quelques-uns de ces ouvrages méritent quelque conſidération, il en eſt peu dont les Chirurgiens ne puiſſent s'approprier la gloire, peut-être à plus juſte titre que les Médecins ; outre que ces écrits ſont poſtérieurs à celui de Héri, leurs Auteurs doivent être plûtôt réputés Chirurgieus que Médecins ; puiſqu'effet ils réuniſſoient en eux les deux profeſſions, & que ce n'eſt qu'en qualité de Chirurgiens qu'ils ont écrit ſur les maladies vénériennes.

ofent-ils s'en prévaloir? Croïent-ils qu'il fuffife de partager le titre de Médecin avec les Auteurs de ces écrits, pour pouvoir à la faveur d'un nom commun, ufurper impunément leur gloire. Geais fuperbes, ceffez de vous en flatter; le moment eft enfin venu qu'il faut que vous fouffriez malgré vous, qu'on vous arrache le plumage étranger dont vous ofez vous parer. Deux écrits, deux feuls écrits, qu'on vous feroit grace d'oublier, deux écrits non-feulement inutiles, mais même formellement oppofés à la bonne méthode, deux écrits qui ne feront jamais regardés que comme les monumens de vos funeftes égaremens, voilà à quoi fe réduifent les importans fervices que vous nous vantez.

Que le Public ne penfe pas que nous en impofions, ni fur le nombre, ni fur le mérite des ouvrages dûs aux Docteurs de la Faculté. On les défie d'en produire d'autres que celui de Gallus intitulé, *De ligno fancto non permifcendo*, & lui de Fernel fous ce titre, *De luis venereæ curatione perfectiffimâ.* A quoi l'on pourroit ajouter ce qu'on trouve fur la cure de ces maladies dans le Traité, *De morbis contagiofis* de Palmarius, difciple & éco de Fernel. Encore une fois, ils ne fçauroient vanter d'autres écrits, à moins qu'ils ne veuillent qu'on augmente leur Catalogue, ou des honteufes affiches d'un Thuiller (*a*) ou de celles qu'un Charlatan plus moderne doit à la plume vénale d'un des Docteurs de la Faculté. (*b*)

Tel eft le nombre des ouvrages que les Médecins de Paris ont publiés. Voyons ce que la méthode leur doit pour fa perfection. L'ouvrage de Gallus eft entiérement étranger à cette méthode; fon titre même en fait foi. Ce n'eft donc que fur les deux autres ouvrages, c'eft-à-dire, celui de Fernel & celui de Palmarius que les Médecins peuvent établir la réalité des fervices, dont ils prétendent que la méthode leur eft redevable. Mais comment ont-ils le front de fe faire

(*a*) Voici le Jugement qu'en porte M. Aftruc.

In eo meritò culpandus eft quòd de ufu hydrargyrofeos ad curandam luem veneream detrahat quàm maximè, quafi de Medicinà incertâ, difficili, periculofâ; quòd, inunctionum mercurialium loco, laudet & extollat arcanum quoddam, quod antivenereum fuum *vocat, quafi certum, efficax, facile, preftantiffimum remedium; quòd antivenerei illius præparationem de induftriâ celet; & quod peffimum eft, quòd in hunc finem opus fuum vulgaffe videatur, ut arcano illi quo fuperbit, quod tam impensè ventitat, popularem auram conciliaret quæftûs gratiâ.* Aftr. de Morb. vener.

(*b*) M. Mongin, qui a eu le courage de pourfuivre en Juftice le falaire de cette lâche proftitution de fa plume.

des titres d'honneur de ce qui doit à jamais les couvrir de confusion ? Perfectionne-t'on une méthode par des ouvrages uniquement destinés à la diffamer & à l'anéantir ? Qu'on jette les yeux sur les écrits en question,& on verra avec quel emportement leurs auteurs se sont déchaînés contre l'usage du mercure. S'il en faut croire Fernel,* » loin que le mercure soit » le spécifique contre la vérole, il n'est qu'une invention des » Charlatans, dont ils se servent utilement pour colorer leurs » impostures & pallier le mal qu'ils ne guérissent point. Pour- » peu qu'on soit zelé pour le bien public, *ajoute-t'il*, per- » sonne ne doit hazarder un traitement, une méthode aussi » trompeuse, aussi incertaine, aussi cruelle que celle des » frictions mercurielles. » Il va plus loin, il veut qu'on regarde ce traitement comme une façon d'empoisonner, puisqu'il s'efforce de prouver dans tout le chapitre septiéme, que le mercure n'est autre chose qu'un formidable poison. Tel est l'ouvrage de Fernel, qu'on peut regarder comme le délire d'un homme, d'ailleurs infiniment respectable, & qui fit le plus grand ornement de la Faculté. Palmarius s'explique sur le même ton, & à l'exemple de son maître, il se déchaîne contre le mercure pour exalter des remedes plus trompeurs encore que ceux qu'on voit employer par les Charlatans de nos jours.

* *De luis vener. curat. cap. 15.*

Les Médecins n'ont donc contribué en rien à la perfection de la méthode des frictions mercurielles. L'unique service dont elle leur soit redevable, c'est de l'avoir décriée de toutes leurs forces. Mais n'est-ce pas-là, en effet, ô très-salubres Docteurs, la plus grande obligation qu'elle pouvoit vous avoir. L'usage de la rhubarbe & de l'émetique, ainsi que la méthode d'arrêter l'hémorragie par la ligature, essuïerent vos oppositions ; par quelle acception la méthode des frictions mercurielles auroit-elle échapé à vos contradictions ? Il falloit pour que la vérité éclatât dans tout son jour, qu'elle triomphât à son ordinaire, & de vos efforts & de vos erreurs.

Si le déchaînement des Médecins fut l'occasion du triomphe de la méthode, ce triomphe, on l'a déja dit, fut dû au zéle des seuls Chirurgiens. Ils éleverent leurs voix contre les clameurs de la Faculté, & on les entendit s'expliquer avec une énergie digne de la vérité qu'ils avoient à défendre.

» On crie, *disoit Thierry de Heri*, * que le mercure est un » poison. Ne les en croïez pas, mais croyez-en l'experience, » unique maitresse sur ce point. Elle seule peut certaine- » ment en juger, comme de tous autres médicamens opé- » rans par proprieté occulte .... J'offre non-seule- » ment d'affermer & faire affermer à plusieurs de mes Com- » pagnons Chirurgiens experts, mais montrer plusieurs en » cette Ville & ailleurs (sans ceux que je ne voudrois dé- » clarer pour le scandale) que j'ai pansé avec argent-vif, » lesquels testifieront (comme ils font à un chacun) de » leur vie ne s'être mieux trouvés...... Il est arrivé, *pour-* » *suit-il*, * que non-seulement l'argent-vif, mais aussi plu- » sieurs autres choses bonnes, ont été par faute de jugement » agitées, & l'usage d'icelles (au dommage irreparable des » hommes) retardé, comme nous avons pour exemples no- » tables, &c...... autant aujourd'hui faute de jugement & » expérience s'en pourra dire de l'argent-vif; mais ceux qui » avec raison en ont continuelle expérience, l'ont bien en » autre estime & réputation, & avec bonne méthode en font » choses merveilleuses. A la vérité ce sont telles gens qui » véritablement en peuvent faire jugement, non ceux qui » sans expérience, mais par seule affection, s'éforcent sans » fondement à chercher argumens naturels pour le blâmer; » & quasi semble qu'ils soient envieux & marris du bien pu- » blic, vû que par le mercure se fait si brieve & si sûre cu- » ration de telle maligne & perverse maladie, au défaut » duquel y a toujours récidives & nouveaux accidens, &c.

* Article de la proprieté de l'argent vif.

* Art. Rép. aux Object. contre l'argent-vif.

Chalmete ne parle pas avec moins de force en faveur des frictions mercurielles. » J'ose assurer, *s'écrie-t'il*, * que ceux qui » s'élevent si fort contre l'usage du mercure, ou ne l'ont ja- » mais employé, ou ne l'ont point administré comme il faut. » Quoiqu'il en soit, j'assure encore que l'usage de ce spécifi- » que ne m'a jamais trompé, & que par la grace de Dieu, » j'ai parfaitement guéri de cette détestable maladie une in- » finité de gens par les frictions mercurielles. « L'Ouvrage d'Ambroise Paré est de même une apologie triomphante des frictions mercurielles.

* *Enchirid. Chirurg. de curat. morb. vener. cap.* 5.

C'est ainsi que les Chirurgiens furent forcés de lutter contre la Faculté, mais ils n'ont garde de s'en plaindre. A l'acquisition, à la perfection, à la publication, à la propagation de la méthode, il leur manquoit de pouvoir ajouter un dernier titre ; c'est celui d'en être les défenseurs ; & grace aux contradictions des Docteurs de la Faculté, ce titre leur est à jamais acquis.

Qu'il soit permis de se récrier ici sur la hardiesse des Médecins. Ils n'ont écrit, comme on l'a vû, que pour combattre la vraie méthode. Les Chirurgiens au contraire n'ont pris la plume que pour l'établir & la défendre. Leurs écrits ne sont pas seulement les premiers & les plus solides Ouvrages que la France ait eus sur la méthode des frictions mercurielles ; mais ils sont de plus la censure la plus vive des erreurs de la Faculté. Qui croiroit après cela que les Médecins aïent osé traiter *les Chirurgiens d'ingrats & d'inutiles plagiares.* *

* Quest. de med. p. 23.

Il ne manquoit aux Médecins, pour mériter toute espéce de reproches, que d'ajouter encore le déguisement à la témerité. On leur passeroit aisément d'avoir tû les noms des Hery & des Paré dans l'énumération des Auteurs qui ont écrit sur les maux vénériens. Plus les Médecins ont été attentifs à dérober l'impression que pouvoient faire ces noms fameux, plus ils ont servi & la gloire de ces Auteurs, & la cause des Chirurgiens. Mais que contre la vérité parfaitement connuë d'eux, peu contens d'avoir travesti Chalmete en Médecin, ils aïent ôté aux Vigo & aux Carpi, le titre de Chirurgiens, & cela pour s'approprier le mérite de leurs ouvrages, & le tourner contre les Chirurgiens mêmes ; c'est là un procedé qui s'accorde peu avec cette rare candeur dont se parent les Médecins.

Mais avec quelles armes ces Docteurs pouvoient-ils combattre l'Ecole de Saint Côme ? On vient de voir qu'ils ne sçauroient alléguer pour eux, ni titres, ni possession ; lorsqu'au contraire les Chirurgiens peuvent invoquer en leur faveur non-seulement un droit acquis par une possession de deux siecles, par une possession constante & non interrompuë, par une possession publique, & à laquelle on ne peut reprocher aucun vice ; mais encore un droit fondé sur les titres les plus incontestables ; titres que l'autorité de l'usage, & la décision formelle des Loix mettent également à l'abri de toute atteinte ; & qui d'ailleurs suffiroient seuls pour déterminer l'équité du Public en faveur des Chirurgiens. Qu'on se souvienne que tandis que les Médecins ont bornés leurs exploits à se déchaîner contre le mercure, les Chirurgiens ont passé en Italie pour y acquerir la vraïe Méthode ; qu'eux seuls l'ont perfectionnée, publiée, illustrée ; qu'eux seuls enfin ont assuré la perpétuité de ces services, par le soin avec lequel ils ont instruit leurs Eleves. Tant d'efforts mériteroient-ils que la moisson leur fût enlevée, pour devenir la proïe de leurs adversaires ? Les Chirurgiens osent attendre autre chose de l'équité du Public, comme le Public peut attendre d'eux de nouveaux efforts, pour mériter de plus en plus la confiance, dont il a bien voulu récompenser leur zele.

SECONDE PROPOSITION.

Les Chirurgiens sont seuls capables de traitter les Maladies Veneriennes.

LA démonstration de cette seconde proposition fourniroit seule la preuve de la premiere, c'est-à-dire, du droit acquis aux Chirurgiens sur le traitement des Maladies Vénériennes. L'utilité publique est la loy suprême, à laquelle toute autre loy doit céder ; & par conséquent si l'on peut prouver d'une maniere victorieuse, que les Chirurgiens sont seuls capables de traiter les Maladies Vénériennes, les attaques de la Faculté deviennent également impuissantes & ridicules. L'utilité publique décide souverainement la question ; & en même tems qu'elle exige que la Cure de ces Maladies soit réservée aux Chirurgiens, elle l'interdit absolument aux Médecins.

Les Chirurgiens n'ont pas besoin d'avoir recours à des raisonnemens fort subtils, pour prouver qu'ils sont seuls capables de traiter les Maladies Vénériennes ; & ils se flattent de faire valoir leurs preuves, sans qu'on puisse leur reprocher de partager avec la Faculté l'indécence des fastueux éloges, dont on la voit se combler. Mais avant d'entrer dans le détail des preuves des Chirurgiens, examinons sur quels fondemens les Medecins prétendent établir leur capacité pour la cure des Maux Vénériens. Est-ce sur leurs écrits qu'ils se fondent? On a vû à quoi ils se réduisent; & l'on espere que desormais la Faculté ne sera plus d'humeur d'employer de pareilles preuves. Seroit-ce sur leurs études dans les Colléges? * Mais quel rapport peut avoir avec le traitement des Maux Vénériens ce qu'on apprend ordinairement dans les Classes? Prétendront-ils que ce n'est que par cette sorte d'étude qu'on peut acquérir l'habitude de l'attention, de la discussion, de la comparaison? Mais combien ne seroit-il pas plus avantageux à tout Ministre de la santé de s'être formé cette habitude, en exerçant de bonne heure son esprit, non sur des choses étrangeres à son Art, mais sur son Art.

* Voyez la Quest. de med. page 7.

Faut-il suivre les Médecins dans leurs écarts? Il nous suffit d'un mot pour leur répondre. Soyez Mrs. tant que vous le voudrez,*Grammairiens, Orateurs, Critiques, Poëtes, Historiens, Théologiens même (*a*): parez vous de toutes les spéculations qui constituent la theorie de votre Art; & même de tout le faste des sciences humaines; dites encore que toutes ces connoissances sont étrangeres aux Chirurgiens; peignez les à votre gré, comme des gens grossiers, sans culture, sans éducation! qu'importe? Ils ont l'experience, & vous ne l'avez pas. Donc ils ont seuls la capacité nécessaire pour traiter les maux dont il s'agit.

* Quest. de med. p. 7.

Que la Faculté néanmoins ne s'imagine pas qu'en faisant dépendre de la seule expérience la capacité pour traiter les maux en question, on veüille éluder l'argument qu'elle fonde sur le mérite des prétenduës sciences qui font le partage de ses Docteurs. On se réserve d'examiner, s'il le faut, dans un autre écrit, à quoi se réduit le vrai mérite des Médecins du côté des sciences. Pour le présent, il suffira d'établir que la capacité pour le traitement des Maux Vénériens dépend uniquement de l'expérience. Il en résultera que les Médecins sont absolument incapables de traiter ces maux, puisqu'ils ne sçauroient nier leur inexpérience. Mettons donc cette vérité dans un si grand jour, qu'il ne leur reste plus de faûfuyans pour échapper.

(*a*) De Vigneul-Marville, Melan. d'hist. & de litter. page 235. remarque que de tout tems la plûpart des Médecins se sont occupés de toute autre chose que de leur Profession.

S'il eſt des maladies, dont les cauſes prochaines & immédiates ſoient manifeſtes; s'il en eſt quelques-unes dans leſquelles on connoiſſe avec aſſez de certitude la dépendance des ſymptômes, & le rapport des différens effets des remedes avec la nature de la maladie, pour tirer des indications raiſonnées, pour établir & ſuivre une méthode curative vrayment rationelle, il faut convenir que le nombre de ces maladies ne s'étend pas bien loin, & qu'en géneral il en eſt très-peu qui ſoient, pour ainſi dire, ſoumiſes à la vûë intuitive de celui qui les traite.

La plûpart, mais ſur tout les Maladies Veneriennes, ne ſe montrent à nous que par leur ſimple appareil extérieur, & par leurs effets ſenſibles. Leur nature eſt abſolument impénétrable; la liaiſon de leurs ſymptômes avec ce qui conſtitue leur eſſence, eſt également inconnuë : il faut néceſſairement en ce cas que la méthode du traitement ſoit le fruit de l'expérience, ou des différentes tentatives haſardées.

Entre ces tentatives, celles qui ont eu quelque ſuccès ont découvert, pour ainſi dire, l'entrée de la route. L'obſervation attentive & conſtante des différentes circonſtances de la maladie & des différens effets des remedes dans ces circonſtances, a fait avancer par degrés; & déterminant peu à peu le vrai chemin qu'il falloit ſuivre, elle a achevé de fixer nos pas chancelans. Mais (qu'on le remarque bien) aucun de ces progrés n'eſt dû à un dévelopement d'idées, à une progreſſion de raiſon. Les principes empruntés des ſciences ſpéculatives n'ont pû y conduire : la Phyſique même n'a pû y répandre aucun jour : c'eſt une route ténébreuſe, dont aucune lumiere n'a pû découvrir la direction, non plus qu'éclairer les précipices qui l'entrecoupent, ou qui la bordent de toutes parts : ce n'eſt qu'à force d'y paſſer & repaſſer, qu'on a appris à la reconnoître, & ſi l'on eſt parvenu à la parcourir aujourd'hui ſans péril (oſons dire la verité) ce n'eſt qu'au prix d'une infinité d'erreurs, & même des plus funeſtes mépriſes.

Ce n'eſt donc, à proprement parler, que l'expérience ſeule qui a pû fournir l'art de guérir ces Maladies. Mais à qui a-t'elle pû le fournir cet art? Ce n'eſt qu'à ceux qui par ces mêmes voyes en ont pourſuivi l'acquiſition, & qui ont pour eux l'avantage d'une observation propre, personelle; individuelle. Pensera-t'on qu'un pareil art puisse être communicable par la tradition? On pourroit à la verité en donner par cette voie quelque notion grossiere & generale; mais ce ne sera jamais que par la seule *autopsie*, c'est-à-dire par l'observation propre & personelle, qu'on pourra en acquérir une connoissance suffisante: pourquoi? c'est qu'on ne peut donner la notice exacte d'un chemin où l'on ne marche que dans l'obscurité de la nuit, d'un chemin qui se dérobe continuellement par des inflexions sans nombre, d'un chemin, où ce n'est qu'à force de tâtonner qu'on peut connoître les points qui en déterminent la position & la direction: en un mot, parce que celui qui connoît le mieux cette route, n'est, à proprement parler, que ce que seroit un aveugle, qui à force d'actes répetez seroit parvenu à parcourir sûrement un chemin glissant & tortueux On sent assez quelle relation pourroit donner un pareil Voyageur, & si cette relation seroit un guide bien sûr pour un autre aveugle, qui voudroit entrer dans la même route. Il ne faut pas beaucoup de réflexions, pour décider que la ressource de ce dernier seroit d'être conduit par la main de celui qui en auroit déja l'habitude, & qui à chaque pas pouroit l'instruire, ou pour mieux dire, l'habituer à sentir les objets, qui lui ont servi à lui-même pour reconnoître là ligne qu'il faut suivre.

Les Médecins nieront-ils que les Maladies Vénériennes soient du nombre de celles, dont la cure est entiérement soumise à l'expérience? Prétendront-ils encore *connoître la nature & les causes les plus reculées de ces maladies.* * Paroissez donc, sublimes Docteurs, & dissipez enfin les ténebres. Invoquez vos acides, vos alkalis, vos dissolutions, vos coagulations, vos oscillations, vos équilibres rompus, vos essains vermineux, & tant d'autres êtres créés par votre fécond génie. Mais avec toutes ces fictions, quelles lumieres nous donnerez-vous? Nous éclairerez-vous sur la nature & les causes des Maladies Vénériennes, sur la liaison de leurs symptômes avec ces causes? Apprennez-nous au moins lequel de ces agens produit les phénomenes qui étonnent dans les Maladies dont il s'agit; ces phénomenes si multipliés par leur nombre

* Quest. de med. p. 7.

nombre, si variés en eux-mêmes, si insidieux par leurs déguisemens, si cruels par leurs suites : découvrez-nous le rapport du spécifique contre un Prothée si dangereux : montrez-nous les raisons de son efficacité ; comment il agit, sur quelles parties il agit. Est-ce sur le solide, ou sur le liquide? Est-ce par la figure de ses parties, ou par leur poids, ou par le mouvement dont elles sont susceptibles? Est-ce par ses parties élémentaires, ou par ses parties intégrantes? Est-ce par son esprit recteur? Est-ce par quelque affinité, par quelque attraction, par quelque éliѐtricité? Est-ce en exterminant le virus, est-ce en l'invisquant? Est-ce en dissipant des coagulations, est-ce en remediant à des dissolutions?

Les Médecins sont engagés dans le défilé, & ils ne sçauroient plus reculer qu'à leur honte. Après le défi qu'osent leur faire les Chirurgiens, il faut que ces Docteurs s'expliquent, ou qu'ils consentent que leur silence soit mis sur le compte de leur impuissance. Mais qu'ils ne pensent pas que de vaines assertions suffisent pour satisfaire à ce qu'on leur demande. Il faut des preuves, que l'évidence avoüe, ou que des vérités de fait justifient ; sans cela ce qu'on prétend contre eux sera démontré : car enfin tant qu'ils ne connoîtront point le rapport de la maladie avec l'opération des remedes, ils ne pourront tirer d'indications raisonnées ; or sans sans indications raisonnées point de méthode rationelle ; & par conséquent, malgré tout leur genie, malgré la sublimité de leurs connoissances, les Maux Vénériens se trouveront uniquement soumis à l'expérience : expérience, qui lorsqu'elle aura été suivie dans tous les cas, tiendra lieu de lumiere ; mais, comme on l'a démontré, ce ne sera que pour celui-là seul, qui par ses propres observations aura appris à distinguer tous ces cas.

Maintenant si la méthode de traiter les Maladies Vénériennes, n'est susceptible d'aucune lumiere scientifique ; si elle est uniquement le fruit de l'expérience ; si elle ne peut avoir de certitude que pour celui que ses observations auront mis à portée d'épier & de saisir tous les cas, il est évident qu'il ne peut y avoir d'autre école pour apprendre cette méthode, que l'assiduité auprès des Malades, ni d'autre secours que celui des Maistres consommés dans l'art, qui, moniteurs fideles, faſſent obſerver dans des exemples ſoumis aux yeux, toutes les faces, tous les ſymptômes, toutes les circonſtances de la Maladie, tous les effets différens des remedes, toute la ſuite des procédés & des ménagemens divers, dont ils ne doivent eux-mêmes la connoiſſance qu'à leur expérience longue & réfléchie.

C'eſt conformément à ces idées que l'Eleve Chirurgien travaille à ſa propre éducation, & qu'il ſe prépare à remplacer un jour le Maiſtre qui l'inſtruit. Sans ceſſe auprès des Malades, il ſe façonne peu à peu à partager le ſoin du traitement. C'eſt ainſi que ſe forme un Pilote; ſon œil inſtruit peu à peu à ſaiſir les ſignes qui préſagent la tempeſte, ne peut plus eſtre ſurpris; il ſe précautionne contre l'orage prévû; il ſçait ou le prévenir, ou s'y dérober à propos par la reſſource d'une habile manœuvre. Telle eſt l'éducation du Chirurgien; diſciple de l'expérience, il acquiert enfin l'habileté qui en eſt la ſuite néceſſaire.

Eh quelle autre route auroit-il pû ſuivre? Le ſimple bon ſens ne ſuffit-il pour apercevoir toute l'inutilité des diſcuſſions de l'école, ſoit par rapport à la connoiſſance,ſoit par raport au traitement des maladies en queſtion? Eſt-ce par les chicannes ſcolaſtiques, qu'on peut parvenir à diſcerner une maladie, qui ne ſe montre preſque jamais ſous le même aſpect, qui ſe cache ſous l'apparence de preſque tous les autres maux, qui ſouvent ne ſe laiſſe diſtinguer que par des nuances ſi legeres, qu'elles impoſent même aux plus experts? Eſt-ce donc par ces voyes qu'on peut ſe former à la méthode d'un traitement, qui non ſeulement demande d'être varié ſelon les différens ſujets, les differens âges, les différens temperamens, les differens états des Malades, les differens concours de ſymptômes, les differentes complications de maladies; mais qui ſurtout exige le praticien le plus habitué à l'inconſtance du ſpecifique, aux differentes déterminations qu'il prend, aux déſordres ſubits qu'il eſt toujours prêt à cauſer, & auſquels il eſt impoſſible de parer, ſans cette habileté conſommée, qui ne peut s'acquérir que par la plus longue aſſiduité auprès des Malades, & par une experience d'un détail immenſe?

Que les Médecins ceſſent donc de nous vanter leurs Ecoles, ces Ecoles, où l'inexperience des Maiſtres égale celle du dernier Eleve; ces Ecoles, où la nature n'eſt jamais ſoumise aux yeux, & où l'on ne se repaist que de vaines probabilités, que de pointilleries, que d'arguties, & tout au plus de quelques notions vagues, qui peuvent bien faire des témeraires, mais jamais des hommes vrayment instruits, puisque l'experience seule à ce droit.

Peut-être les Docteurs de la Faculté prétendront-ils faire valoir contre nous la capacité de quelques Médecins; mais quand on leur accorderoit que quelqu'un même d'entre eux eût l'habileté nécessaire pour traiter ces maux, ils ne prouveroient encore rien en faveur de leurs spéculations. Celui qui parmi eux auroit cet avantage, ne pourroit le devoir qu'aux mêmes exercices, & à la même experience, qui ont formé le Chirurgien; & d'ailleurs, ainsi qu'on l'a prouvé, son habileté seroit nécessairement personnelle, individuelle, incommunicable. Si les Médecins prétendent donc à l'éloge de la même capacité, rien ne les peut dispenser de suivre les mêmes voyes que les Chirurgiens : la loi est également prononcée & pour eux & pour nous. Qu'ils laissent donc là leurs Exercices Scholastiques, leurs Théses, leurs vains argumens. Emules des Chirurgiens, & Disciples dociles de l'experience, & de l'observation, qu'ils viennent, comme eux, sous quelque guide expert & fidele, épier & suivre la nature. Qu'ils soutiennent ces premiers pas par un exercice constant. Mais qu'ils se gardent jusqu'alors de disputer de capacité avec les Chirurgiens. Leur prétention seroit aussi peu sage que celle d'un Hydrographe de cabinet, qui sans avoir jamais vû ni Mer ni Vaisseaux, voudroit pendant la tempête, & dans un pas difficile & périlleux, disputer la direction de la manœuvre au Pilote le plus experimenté.

Les Médecins veulent-ils que nous joignions l'autorité de l'exemple à celle de la raison? Qu'ils se rappellent le malheureux succès dont vient d'être suivie l'impéritie d'un de leurs Docteurs, qui sur le même fondement, sur lequel ils s'apuyent, a osé s'immiscer dans le traitement des Maux Véneriens; qu'ils se rappellent l'atrocité des accusations, que son homicide témerité a fondées contre lui. Non moins téméraires que leur Confrere, quand, aussi dénués d'experience que lui, ils entreprendront la cure des Maux Vénériens, par quel privilege se flateroient-ils d'éviter la même honte & le même malheur ? Aprés cela, que peut-on ajouter, ou pour ramener les Médecins à l'aveu de leur ignorance sur l'article dont il s'agit, ou pour les engager à renoncer à leurs spéculations, & à suivre les voyes de l'expérience & de l'observation.

Le traitement des Maladies Vénériennes ne pouvant être assujétti à aucune théorie rationnelle, mais seulement aux loix que l'expérience révele, il est démontré pour tout homme qui fait quelqu'usage de sa raison, que c'est une aussi grande témérité de prétendre sans expérience à la capacité de guérir ces maux, que de la contester à ceux qui ont pour eux l'avantage d'une expérience consommée. Mais quand c'est aux Médecins qu'on s'adresse, que peut-on esperer des preuves même les plus évidentes? Le délaissement du Public ne peut rien sur eux : la raison auroit-elle des traits plus forts ? Et qui croiroit, si ces Docteurs n'en faisoient eux-mêmes l'aveu, qu'ils pussent regarder l'abandon, dont ils se plaignent, non comme la preuve du besoin qu'ils ont d'acquérir plus de capacité, mais comme la suite de *leur gravité respectable*, qui, en effarouchant le vice, éloigne la confiance des vicieux. * Nous nous refusons au plaisirde réprimer une vanité aussi ridicule, par tous les traits qu'elle mérite; mais nous esperons qu'elle n'échapera pas aux réflexions du Public. Nous abondonnons de même à ses réflexions la modeste exhortation que les Médecins font au Magistrat, & par laquelle ils le pressent d'interposer son autorité, pour forcer les Malades à se livrer à eux. Nous sçavons comment on devroit recevoir, même de la part des hommes les plus consommés, une proposition aussi attentatoire à la liberté naturelle. Que le public daigne nous apprendre ce que nous devons en penser, quand c'est des Médecins qu'elle part.

* Quest. de med.

A l'égard des exploits qu'ils étalent pour soutenir leur capacité, notre réponse sera courte. Ils osent se donner pour les réparateurs des fautes des Chirurgiens. Mais quand il seroit possible de penser que, dans une matiere de pure pratique, l'inexperience pût jamais l'emporter sur l'experience & sur l'habileté qui la suit, les démentir seroit les réfuter. Des allegations pareilles aux leurs ne méritent point d'autre réponse.

TROISIE'ME PROPOSITION.

Les rares Qualités morales des Médecins n'ont jamais pû les mettre en droit d'attaquer l'honneur & la probité des Chirurgiens.

IL seroit difficile de rien ajouter aux excès des Médecins contre les Chirurgiens. C'est peu que ces Docteurs les ayent peints comme des *rebelles* & des *usurpateurs* des droits de leurs *Maîtres*; c'est peu qu'ils les ayent taxés de l'ignorance la plus profonde; s'il en faut croire les Médecins, les Chirurgiens ne sont qu'un tas d'hommes *perdus d'honneur, sans conscience, sans probité, ne connoissant que l'appas du gain; sacrifiant ici la santé des Malades à un interrêt sordide; là extorquant, le pistolet sur la gorge, des sommes exorbitantes à ceux qu'ils tiennent en leurs filets.* *

Qu'on ne s'attende point à trouver ici la justification des Chirurgiens. Ce seroit faire trop d'honneur aux Médecins, que de répondre à leurs lâches diffamations par une Apologie sérieuse. D'ailleurs les Chirurgiens sentent trop bien le prix de la confiance dont le Public les honore, pour chercher d'autre défense que cette confiance même. Mais si l'impuissance des traits lancés par les Médecins dispense les Chirurgiens de les repousser, la malignité qui les a fait lancer, mérite neanmoins d'être réprimée. Qu'il soit donc permis aux Chirurgiens d'adresser la parole aux Médecins, & de peindre à leur tour ces Docteurs, non avec de fausses couleurs, mais par des traits dont la vérité les confondra. Puisse cette confusion salutaire les rendre plus sages à l'avenir.

Vous vous revêtez, Messieurs, du manteau de la probité, pour attaquer plus sûrement celle des Chirurgiens; mais osez-vous bien prendre le masque de la Vertu, lors même qu'on peut vous convaincre d'en enfraindre toutes les loix? Est-ce donc par un effet de cette probité, dont vous vous vantez, que vous avez enveloppé témérairement tous les

* Voyez les pages 6. 7. 19. 25. de la Question de Med.

Chirurgiens, ſans aucune exception, dans l'accuſation de cette ignorance meurtriere que vous leur imputez? Qu'on ait l'idée qu'on voudra de vôtre prévention contre les Chirurgiens, on ne penſera jamais que le mérite de pluſieurs d'entr'eux n'ait point percé juſqu'à vous. L'interêt, la vanité, l'orgueil, la cupidité peuvent aveugler l'eſprit juſqu'à un certain point; mais non juſquà le rendre inacceſſible à toute lumiere. Vous ne perſuaderez jamais que le mérite de pluſieurs Chirurgiens ne vous ait arraché malgré vous un tribut d'eſtime; & par conſéquent on demeurera toujours convaincu, que c'eſt contre votre perſuaſion intime, contre le cri de vôtre conſcience, que ſans aucune exception vous avez voulu comprendre tous les Chirurgiens dans le reproche de cette incapacité totale que vous leur attribuez.

Imprudens que vous êtes, vous avez la fureur de nuire; mais vous n'en avez pas l'art. Encore ſi vôtre malignité plus adroite vous eût fait faire quelque diſtinction, cette apparence d'équité auroit pû donner quelque couleur de bonne foy à vôtre procédé; mais vôtre paſſion ne vous a point permis de réflechir. Votre injuſtice s'eſt montrée dans tout ſon jour, & ſon excès l'a trahie.

Quant au rare déſintereſſement,dont vous prétendez qu'on ne peut vous refuſer l'éloge, à qui penſez-vous donc en impoſer? Vous avez beau vous peindre vous-mêmes comme inacceſſibles à toute tentation d'interrêt; nous demandons qu'on jette ſeulement les yeux ſur l'Ouvrage auquel nous répondons. L'air d'emportement qui y regne par tout, les excès mêmes de vos imputations, l'indécence de vos déclamations contre le Public, qui vous laiſſe dans un ſtérile loiſir, éclairent aſſez le Lecteur ſur le motif ſecret des Auteurs d'un pareil Ouvrage. Peut-on s'empêcher de reconnoître à ces traits les ſeules armes, que la ſoif ardente du gain, & la cupidité trompée puiſſent mettre en œuvre? Eh, ſi vous êtes ſi déſinterreſſés, pourquoi ces plaintes ſi ameres ſur la *riche moiſſon* que vous prétendez vous être *enlevée*? Pourquoi ces cris ſi perçans ſur le gain des Chirurgiens?

Si un eſprit d'interêt n'en eſt point le motif, eſt-ce un pur zele pour le public, qui vous anime? Il faut avoüer en ce cas que vous êtes le modele d'une charité parfaite. Quoi, c'eſt pour ce même public, dont vous croyez avoir tant à vous plaindre, & dont vous vous plaignez ſi haut; c'eſt pour ce public ingrat, que vous avez tant de ſollicitude, & cela ſans aucun retour ſur vous-mêmes! qui n'admirera un pareil excès de générosité? Mais n'eſt-ce pas encore uniquement pour le Public, que vous avez fait une guerre ſi vive & ſi couteuſe aux Chirurgiens? En verité, il faut en convenir avec vous, *le public eſt bien injuſte de ne pas fournir aux frais de tant de procès, que vous n'entreprenez que pour ſes interêts.* Où eſt avant vous le Tuteur, qui aux dépens de ſon bien ait garanti celui de ſon Pupile? L'honneur de donner un pareil exemple vous étoit réſervé. Après cela qui trouvera mauvais que vous vous rendiez à vous-mêmes le témoignage du plus parfait déſintereſſement? Ce ne ſeront pas ſans doute ceux qui, comme nous, ſçavent que la Religion & la Charité ſont des ruiſſeaux qui partent de la même ſource.

Mais que répondriez-vous, s'il vous plaît, ſi l'on vous oppoſoit les témoignages que vos Confreres, même des plus illuſtres, ont porté contre vous? Les Berniers & les Hecquets ont pouſſé les cris les plus perçans ſur le *brigandage de la Medecine & des Medecins*; & l'Europe entiere les a entendus. Ce ne ſont point là des délateurs étrangers; ce ſont des témoins domeſtiques, ou plûtôt des accuſateurs juridiques, que vous ne pouvez récuſer à aucun titre; des accuſateurs profondément inſtruits, intereſſés à cacher la honte de leur Corps; & qui néanmoins cédant au devoir ſacré de l'humanité, ſe ſont cru obligés de révéler, en faveur de la ſûreté publique, les excès dont vous vous êtes rendus coupables. (*a*)

(*a*) Nous ne citerons qu'un paſſage de Mr. Hecquet, & un autre de Bernier. Il auroit fallu tranſcrire preſqu'en entier ces Ouvages, pour mettre ſous les yeux des Lecteurs tout ce qu'on y lit ſur le brigandage de la Médecine & des Médecins.

Mr. Hecquet, ſeconde partie du *brigandage de la Med.* page 15. » C'eſt une obſervation conſtante parmi ceux qui ſont le mieux inſtruits des Hiſtoires des plus » grands Empires, qui ont été les plus floriſſans, & des Républiques qui ont été » les plus glorieuſes que la ſplendeur de ces Etats, leur luſtre & leur félicité ſub» ſiſterent autant que la ſéverité des anciennes Loix y domina par la ſageſſe des » conſeils de ceux qui gouvernoient, par la prudence dans leurs entrepriſes, la » ſimplicité, & le deſintereſſement dans toute leur conduite; au lieu qu'ils tom» berent, ces ſuperbes Empires, en décadence, en panchant vers leur entiere ruine, » à meſure qu'ils déchûrent de la ſéverité de leurs Loix, par le déreglement de leurs

Il faut convenir que la délation de pareils hommes, & furtout une délation fi peu ménagée formeroit un cruel préjugé contre d'autres que vous : Mais après tout que peuvent les plus forts préjugés contre les démonftrations? N'avez-vous

» actions & de leurs mœurs. Sur cet exemple que n'a t'on pas à appréhender de
» l'état où fe trouve aujourd'hui la Médecine? *Le brigandage* dans fa nouvelle
» pratique la montre téméraire dans fes entreprifes, fans regle dans fes confeils,
» fans fageffe dans fes actions, livrée au fafte, à l'ambition, à la fortune; fut-ce
» là la fageffe, la retenuë & la fimplicité de nos anciens Maîtres? Et en confé-
» quence quel augure tirer fur ce qui doit arriver à toute la Médecine? Car la con-
» tagion de l'interêt, de l'argent & de l'ambition va bien loin, &c.

HISTOIRE DES MEDECINS par Bernier, feconde part. p. 300 édit. de Paris avec priv.

« Ce qu'il y a de pire & de déplorable pour l'honneur de la Médecine, & du
» *vir bonus medendi peritus*, c'eft de voir des Médecins dogmatiques, dont les uns
» ont de l'efprit & les autres de la fcience, en faire un fi mauvais ufage; paffer
» comme des infideles dans le Camp des ennemis de la dogmatique; trahir leur
» mere, leurs freres, leur honneur, & étouffer jufqu'aux remords de leur conf-
» cience pour un vil interêt; fouffrir pour l'amour de la pratique toutes fortes
» d'indignités, vouloir bien en être les martyrs, & ceux même de la charlatan-
» nerie, enfin fe rendre l'averfion de leurs propres Collegues, le mépris du Pu-
» blic, & le fujet des Comédies & des Satires, par des hableries, des promeffes,
» des vanités, qui les rendent pires que les maladies mêmes; voyant en un jour au-
» tant de malades qu'il s'en prefente, & n'ayant fouvent qu'un même remede pour
» tant de différentes maladies de différents âges, fexes, faifons, tempéraments.
» Ainfi, pour ne point parler de quelques autres œuvres de ténébres, que de coups
» frappés à l'aveugle? Ce qu'il y a encore de pire, c'eft qu'il s'en trouve qui fe
» jouent de la Religion, qui ne fçavent ce que c'eft que de refufer de ces attefta-
» tions en Juftice, lefquelles font tort au prochain, qui jurent plus de vifites qu'il
» n'y en a, qui les mettent à trop haut prix, & qui donnent à tous venans pour
» moins d'un écu des atteftations en Carême, de maladies, fans fujet, fans raifon.
» Quelle infamie! quelle ufurpation! quel libertinage! *Quid vultis mihi dare*, di-
» fent-ils aux Malades; *je ferai tout pour vous contenter. Je fuis tout à vous.* Il s'en
» trouve encore, comme nous l'avons remarqué ci-devant en paffant, de fauffilés
» avec des Empiriques. Quelle baffeffe! Jufqu'à dire qu'ils confulteroient avec la
» Garde, & toute creature, *terreftrium & infernorum*, pour de l'argent; témoins
» ceux qui fignerent à un Empirique, qu'un Scorbutique qu'il fe vantoit d'avoir
» guéri d'une Phtifie confommée, étoit un véritable Pulmonique; quelle avarice,
» ou quelle ignorance! Car quant à ceux qui ont leurs émiffaires partout, bien
» ou mal payés, pour les traitter d'Efculapes & d'hommes miraculeux, ils font en
» fi grand nombre qu'on n'auroit jamais fait, fi on vouloit s'y arrêter. Quelles indi-
» gnités quelques-uns n'ont-ils pas fouffert par des Maîtres & des valets, non feu-
» lement chez les Grands, mais encore chez de la Bourgeoifie exaltée? Cela paroî-
» troit incroyable à qui en feroit le détail; car s'il n'y avoit que des gaillardifes,
» des affaires & des fuccès comiques; qu'il n'y eût que la pauvreté & la mifére
» qui en eût obligé quelques-uns à mettre toutes pierres en œuvre & à tout fouf-
» frir, on diroit *jejunus venter*, &c. C'eft pitié & la plus grande des tentations que
» d'être pauvre: mais de voir des gens riches de leur eftoc, de celui de leurs fem-
» mes, ou par la pratique, fouffrir, faire & dire des chofes indignes d'eux, &
» qu'un crocheteur ou un poliffon ne voudroit pas faire; quel aveuglement! *O*
» *cæcas mentes! quid non mortalia pectora cogis, auri facra fames?* Qui croiroit qu'il
» fe fût trouvé fous le Bonnet Doctoral, des Piqueurs, des Préteurs à pofte ou fur
» gages, des Marchands, des Courtiers, des Epiciers, fans parler des fecours qu'ils
» tirent de leurs femmes, de celles d'autrui, & de celles qu'on appelle *ad ogni cofa*.

pas étudié dans les Colléges. Donc vous êtes des Coriphées d'*honneur* & de *désintereſſement.* * Il ne vous reſte qu'à braver l'autenticité des faits & des témoignages : votre démonſtration veille pour vous.

Mais ſi vous aviez à faire à ces eſprits opiniâtres par ſtupidité, ſur qui les démonſtrations dénuées de preuves ſenſibles n'ont point de priſe, quelle ſeroit votre reſſource, s'ils exigeoient groſſierement que vous prouvaſſiez par votre conduite ? Ce qui en paroît, s'il faut dire la verité, ſemble peu s'accorder avec le parfait déſintereſſement dont vous voulez vous parer. Car enfin où fixez-vous votre ſéjour ? Ce n'eſt que dans les Villes où les richeſſes & la grandeur ont fixé le leur. Dans ces Villes qui voyez-vous ? Ce n'eſt préciſement que les Riches & les Grands. Pourquoi, ſi votre déſintereſſement eſt ſi parfait, ne vous rabaiſſez-vous pas juſques-à habiter les campagnes ? Pourquoi ne vous rabaiſſez-vous pas juſqu'au menu peuple ? C'eſt le partage que vous laiſſez aux Chirurgiens, & que vous ne leur enviez pas. Vous nous vantez votre déſintereſſement : cependant vous ne paroiſſez vous émouvoir qu'au ſon de l'or qui doit vous payer ; & toutes les fois que la vûë de ce métail ne vous réveille point, vous oppoſez un cœur inflexible. Nieriez-vous que tout le menu peuple & tous les Habitans de la campagne, ayent d'autres Miniſtres de ſanté que les Chirurgiens ? C'eſt donc à eux ſeuls, que la ſociété doit la conſervation de cette foule de pauvres Citoyens, qu'on peut regarder comme les pieds & les mains de l'Etat. L'Artiſan, le Manœuvre, le Laboureur, en un mot, ces hommes infortunés, que le malheur de leur condition condamne à ne ſemer & à ne recueillir que pour autrui, à ne ſe nourrir que du pain acheté à la ſueur de leur front, à vivre & à mourir eſclaves de la peine, & victimes de l'indigence ; voilà la proye dévoluë aux Chirurgiens, & à laquelle s'attachent ces *Harpies* ces *Sangſuës impitoyables* : tandis que vous, *Heros de déſintereſſement*, vous ne rendez vos ſoins qu'aux Riches & aux Grands, aux Fa-

* Voyez la Queſt. de Med. pag. 12. Les Médecins, après avoir parlé avec emphaſe de l'avantage des connoiſſances qu'on acquiert dans le cours ordinaire des Claſſes, concluent qu'on ne doit confier le traitement des Maladies Véneriennes qu'aux ſeuls Médecins ; parce que *les ſentimens d'honneur & d'une probité à toute épreuve, requis dans ceux qui ſe mêlent de les traitter, ſont le fruit de l'éducation qu'ils reçoivent dans leur jeuneſſe.* Ne ſemble-t-il pas, qu'il eſt neceſſaire, & qu'il ſuffit, d'avoir été au Collége, pour être honnête homme ?

voris de la fortune, & aux Dieux de la terre.

Voyons si la maniere, dont vous vous comportez dans l'exercice journalier de votre Profession, concluéroit plus favorablement pour vous. Est-il quelqu'un assez peu répandu dans le monde, pour ne pas connoître votre manége & vos souplesses? Qui est-ce qui n'a pas été mille fois témoin des ruses avec lesquelles vous assiégez une Pratique? Ne commencez-vous pas, par faire la cour aux plus bas domestiques? Il peut en coûter à votre vanité; mais plus intéressés que vains, vous sçavez qu'il faut emporter les dehors, pour parvenir au corps de la Place, c'est-à-dire aux Maîtres de la maison. Y êtes-vous parvenus? Que d'artifices, ou pour supplanter ceux de vos Collegues qui étoient en possession avant vous, ou pour écarter ceux dont le mérite pourroit vous allarmer. Qui est-ce qui ignore ces FORMULES ordinaires de votre jalousie? » Un tel a du sçavoir, mais il faut convenir » qu'il est malheureux. Un tel est une Bibliotéque vivante; » & s'il avoit un peu plus de pratique, personne ne lui contesteroit le titre de grand Médecin. Un tel est digne de » toute sa réputation; mais il voit quarante malades par jour, » & je ne voudrois pas être le quarante-uniéme. Un tel a » le mérite d'une grande experience, mais affaissé par le poids » des années peut-on lui reprocher de s'endormir sur les » malades? » Il faut peu vous connoître pour n'avoir pas entendu de pareils discours.

Les Chirurgiens espereroient-ils d'échaper à la fureur de votre envie? Vous n'épargnez rien pour vous détruire mutuellement. Acharnés les uns contre les autres, vous vous déchirez, pour vous arracher la proye; nous flatterions-nous d'être plus ménagés, que ne le font vos Confreres?

Mais continuons l'examen de votre conduite. Que ne peut-on point dire sur les différens rolles, que vous joüez dans les maisons où vous vous *impatronisez*? Vrais Caméleons, est-il quelque couleur que l'interêt ne vous fasse prendre? Bas & rampans chez les Grands & les Riches; fiers & imposans chez le Citoyen d'un étage ou d'une fortune médiocres; ici durs impatiens, secs & laconiques; là discoureurs sans fin, & briguant l'applaudissement de la Gallerie, tantôt par l'afféterie du discours, ou par le faste du langage, tantôt par les jolis contes & l'anecdote galante.

C'eſt chez les femmes que brillent ſur tout vos talens : que de manéges, non ſeulement pour gagner leur confiance, mais encore pour en faire les hérauts de votre réputation, hérauts les plus ſûrs & les plus utiles, parce qu'ils ſont les plus aimables. Avec quel art ne vous voit-on pas dreſſer vos batteries, pour aſſujétir à vos interêts ce *ſexe trop facile à tromper ?* Ici vous amorcez ſon amour propre par les éloges les plus flatteurs ; là vous maîtriſez ſon imagination, en appellant à votre gré, tantôt la terreur & la crainte par la peinture des maux affreux, tantôt la douce eſpérance par les promeſſes de la ſanté la plus brillante. Il faut vous ſuivre dans les ruelles, pour avoir encore un ſpectacle plus amuſant. Quel point de vûë ſingulier, que celui de votre gravité doctorale, adoucie & fonduë, pour ainſi dire, avec quelques nuances de galanterie ! Qui s'attendroit à vous voir Métaphyſiciens d'amour, conteurs de fleurettes, galans en un mot, & peut-être galans dangereux, ſi les graces n'avoient fait un divorce éternel avec votre Profeſſion ?

Qui ſçait mieux que vous ſe prêter aux circonſtances, & ſe moûler aux genies, aux préjugés, aux caracteres différens ? Ici Cavaliers & petits Maîtres, là graves Eſculapes ; ici héríſſés d'Aphoriſmes, d'Apophtegmes, de Maximes ; là badins, legers, joyeux Convives, par fois Boufons, Pantomimes & Comediens ; ici Apôtres exemplaires d'une morale commode & voluptueuſe ; là partiſans du Rigoriſme & ſectateurs de la ſévere Réforme ; ici Philoſophes, Septiques, Eſprits forts ; là (qui le croiroit ?) devots, humbles croyans, & même prôneurs de Miracles.

L'interêt peut avoir ſes droits ſur les Chirurgiens, mais en fit-il jamais de pareils Prothées ? Peut-être en accuſerez-vous la médiocrité de leur lumieres & de leurs talens ? Si les vôtres ont été portés à ce point de perfection par votre *belle éducation* ; ſi c'eſt là le fruit de la culture que vous nous vantez tant, joüiſſez de vos avantages : les Chirurgiens n'ont garde de les envier. Mais reſpectez leur probité, & quand vous oſerez les attaquer ſur cet article, ſouvenez-vous qu'à des imputations fondées ſur votre ſeule malignité, ils peuvent oppoſer non ſeulement des faits de notoriété publique, & des témoignages au-deſſus de toute ſuſpicion, mais encore toute la ſuite de votre conduite. Du reſte, c'eſt envain que vous voudriez les mettre dans la nécessité de repousser de pareilles attaques ; ils sont las d'une contestation, qui n'aboutit qu'à vous deshonorer ; & jaloux de servir utilement le Public, ils dédaignent de le divertir, même à vos dépens.

Les Medecins ont fait leurs efforts, pour envahir le traitement des Maladies Vénériennes, sur le fondement de leur prétendu droit, sur celui de leur capacité, enfin à cause des qualités morales dont ils prétendent faire leur appanage : Nous nous flattons d'avoir démontré les trois propositions contradictoires aux leurs.

Les Chirurgiens ont seuls droit au traitement des Maladies Vénériennes ; droit acquis par la nature même de ces maux ; droit acquis par la détermination de la police publique ; droit acquis par une possession constante, & non interrompuë ; droit enfin fondé sur tous les titres de propriété, sur l'acquisition, sur la propagation, sur la perfection de la methode : titres, ausquels on a défié les Médecins de pouvoir rien opposer, pas même le mérite du plus leger Ouvrage ; lorsqu'au contraire les Chirurgiens sont les auteurs de ces Ecrits fondamentaux, qui ont répandu par tout la connoissance de cette importante partie de l'art de guérir.

L'incapacité des Médecins n'a pas été démontrée d'une maniere moins victorieuse. Telle est la nature des Maux Vénériens, que la cure n'en peut être assujetie à aucune théorie rationelle, & qu'il n'est d'autre voie que celle de l'expérience, pour pouvoir y acquérir le plus petit degré d'habileté. D'où naît cette conséquence invincible, que les Médecins sont dans une incapacité totale de traiter ces maux ; lorsqu'au contraire on ne peut refuser aux Chirurgiens d'avoir toute l'habileté qu'il est possible d'avoir, pour en entreprendre la cure avec succès, puisqu'ils ont pour eux l'avantage d'une expérience consommée.

Enfin nous venons de prouver que les rares qualités morales, que les Médecins s'attribuent, n'ont jamais pû les mettre en droit d'attaquer l'honneur & la probité des Chirurgiens, comme ils l'ont fait d'une maniere si indigne.

FIN.

ERRATA.

AVERTISSEMENT, lignes 16. & 17. encore n'eſt-ce pas par de ces traits, &c. *liſez* encore n'eſt-ce pas par ces traits déguiſés, &c.

Page 2. *de l'Avertiſſement, dans la verſion de la Lettre circulaire de la Faculté*, ligne 14. *après le mot* corps, *liſez* & qui concerne également l'intérêt & l'honneur de notre profeſſion. Je ſouſcris volontiers à ce Decret. Uniſſons donc, &c.

Page 4. *du Memoire*, ligne 17. leurs invaſions, *liſez* les invaſions de ces prétendus manœuvres.

Page 8. ligne premiére, nons, *liſez* venons.

Dans la note, au bas de la même page, ligne 8. puiſqu'effet, *liſez* puiſqu'en effet.

Page 9. ligne 17. & lui, *liſez* celui.

Page 11. ligne 11. rectifieront, *liſez* certifieront.

Page 13. ligne 4. bornés, *liſez* borné.

Page 14. ligne 13. *liſez* ſur ſon art même.

Page 16. ligne 16. *liſez* un chemin inégal, tortueux, bordé de précicipices.

Page 17. ligne 10. élictricité, *liſez* électricité.

Idem. ligne 24. *effacez* ſans.

Page 18. ligne 19. *liſez* ne ſuffit-il pas pour, &c.

Page 28. *après la derniere ligne, ajoutez*

Après la démonſtration de ces trois Propoſitions, que la Faculté ne trouve pas mauvais que les Chirurgiens concluent pour la réſolution du problême : *Le traitement des maladies vénériennes n'appartient nullement aux Medecins, mais bien aux ſeuls Chirurgiens ; & la ſûreté publique éxige que ces derniers ſoient ſeuls chargés de la cure de ces maladies.*

www.ingramcontent.com/pod-product-compliance
Lightning Source LLC
LaVergne TN
LVHW052015160826
845678LV00003B/1069